ESSAI

SUR

L'HÉMORRHAGIE DE L'ESTOMAC,

SUIVI

DE QUELQUES OBSERVATIONS SUR L'HÉMATÉMÈSE ;

PAR

Louis-Claude COINTET, de Paris,

MÉDECIN-ACCOUCHEUR ;

Ex-Élève des hôpitaux et hospices civils de Paris ; ex-Élève de
l'École de Perfectionnement.

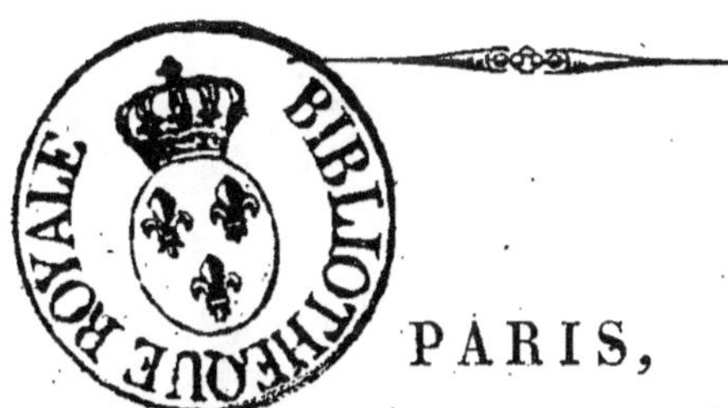

PARIS,

DE L'IMPRIMERIE DE DIDOT LE JEUNE,

IMPRIMEUR DE LA FACULTÉ DE MÉDECINE, RUE DES MAÇONS-SORBONNE.

1828.

A LA MEILLEURE DES TANTES.

*Tout ce que je suis, je le dois à tes bienfaits.
Reçois, je t'en prie, l'hommage de mes premiers
essais comme un faible témoignage de mon amitié
pour toi et de ma reconnaissance éternelle.*

A MONSIEUR GUERBOIS,

Chirurgien en chef de l'hôpital Cochin et du collége royal de
Louis-le-Grand ; Chirurgien du Bureau central des hôpitaux
de Paris ; Membre de l'Académie royale de médecine.

*Je n'oublierai jamais vos bienfaits à mon égard,
et particulièrement la bienveillance avec laquelle
vous avez dirigé mes premiers pas dans la carrière
médicale.*

A MON AMI,

LE BARON CLÉMENT,

Chirurgien interne des hôpitaux de Paris ; Élève de l'École de
Perfectionnement.

A MONSIEUR DEVILLE,

Ancien Avocat ; Employé au ministère de la guerre.

Comme gage de mon amitié éternelle.

A MONSIEUR BAILLIE,

Médecin en chef de l'hôpital de la Pitié ; Chevalier de la Légion
d'Honneur.

L.-C. COINTET.

ESSAI

SUR

L'HÉMORRHAGIE DE L'ESTOMAC,

SUIVI

DE QUELQUES OBSERVATIONS SUR L'HÉMATÉMÈSE.

La justice qu'on doit rendre à l'école de *Stahl* sur la doctrine des hémorrhagies ne doit point faire dissimuler que ses disciples ont donné une extension extrême à ses principes, en regardant toujours ces affections comme des efforts salutaires de la nature pour le débarrasser d'une surabondance de sang incommode.

Le mot *hématémèse* signifie vomissement de sang. C'est ainsi qu'on désigne l'hémorrhagie de la membrane muqueuse de l'estomac. L'hématémèse idiopathique s'observe rarement; la symptomatique est assez fréquente. On la rencontre dans l'âge mûr de trente à cinquante ans.

(6)

Causes prédisposantes. Le tempérament nerveux, bilieux, une constitution maigre, le
caractère mélancolique, irrascible, la vie sé-
dentaire. Les femmes y sont plus exposées
que les hommes. Quelques fois elle survient
chez des sujets atteints d'une lésion organique
de la rate, des poumons, du foie, ou de quelque viscère plus ou moins rapproché de l'estomac.

Causes occasionnelles. Les mieux constatées
sont, les passions tristes, telles que la terreur,
la colère concentrée; chagrins violens, sup-
pressions des règles, excès dans les alimens ou
boissons; les vomitifs et les purgatifs admi-
nistrés mal à propos. Les substances vénéneu-
ses introduites dans l'estomac, les coups, les
chutes sur les parois abdominales, les con-
tractions des muscles de l'abdomen.

Symptômes. L'hématémèse idiopathique a lieu
quelquefois sans symptômes précurseurs.
Les malades éprouvent quelquefois pendant
plusieurs heures des frissons, refroidissemens
aux extrémités inférieures, de la chaleur,
sentiment de pesanteur à la région épigastri-
que, nausées; le sang est rejeté par flots ou
par caillots, le sang s'échappe par la bouche,
par les narines; sa quantité varie de quelques

onces à plusieurs livres. Le sang est rejeté en caillots presque toujours noirs, ou bien en une seule masse qui a la forme de l'estomac; le sang est rouge ou fluide, ce qui dépend de la lenteur ou de la vitesse avec laquelle il s'est exalé, et à son séjour plus ou moins long dans l'estomac. Le sang est presque toujours mêlé à des matières noires, souvent très-fétides. Quelques temps après, le malade éprouve le besoin d'aller à la selle, et rend des matières noires très-fétides, dans lesquelles on reconnaît aisément du sang. Le vomissement peut se répéter plusieurs fois pendant le cours d'une seule hémorrhagie; quand l'hémorrhagie est longue, le malade éprouve un refroidissement des extrémités et souvent de tout le corps, syncopes, pâleur, faiblesse du pouls. Si l'hématémèse se répète long-temps, le malade éprouve du trouble dans les fonctions digestives, un état de faiblesse, le teint est plombé; il survient souvent des hydropisies du tissu cellulaire ou des cavités séreuses ; il existe une demi-transparence des tégumens : dans ce cas l'hémorrhagie est toujours symptomatique.

Terminaisons. L'hématémèse ne détermine que rarement la mort d'une manière prompte. Quelquefois elle se termine heureusement, et

he se reproduit plus. Elle est souvent périodi-
que chez les femmes mal réglées ou chez les
personnes qui ont des hémorrhoïdes supprimées.

L'hématémèse se rencontre rarement sous
la forme active, excepté celle qui est supplémentaire; et si elle est active, elle devient bien-
tôt passive si elle se répète. Elle est presque
toujours symptomatique d'une lésion organique de l'estomac. On a encore considéré comme
une variété de l'hématémèse le vomissement
de matières noires connu sous le nom de
mélœna.

Diagnostic. Il est souvent facile, et cepen-
dant devient difficile dans quelques cas. Eu
effet, quand il n'y a pas de vomissement, et
que le sang est transmis au-dehors par l'anus,
il ne peut être assez altéré pour être méconnu;
et quand le sang est reconnu, il est difficile
de déterminer quel est le point de l'estomac
qui le fournit. On a vu, dans quelques cas,
et surtout chez les enfans, le sang exhalé dans la
bouche, l'arrière-bouche ou les fosses nasales,
porté dans l'estomac pendant le sommeil, pro-
voquer le vomissement et simuler une hématémèse; l'examen des fosses nasales, de la
bouche, la présence de caillots dans ces par-

ties , une hémorrhagie récente de la membrane qui les tapisse , sont autant de signes propres à éclairer le diagnostic. Il est quelques fois difficile de distinguer l'hématémèse d'une hémoptisie abondante. Pour établir un diagnostic certain, il faut examiner les symptômes propres à chacune de ces maladies. Il est toujours important de déterminer si l'hématémèse est idiopatique ou symptomatique. Les maladies qui peuvent donner lieu à l'hématémèse sont, l'ulcération de l'estomac , soit par l'introduction des caustiques , soit par les progrès d'une affection cancéreuse. La rupture dans l'estomac d'un anévrysme des artères voisines , le scorbut, la fièvre jaune , le vomissement qui survient dans une période avancée du cancer, ne peuvent être confondus avec l'hématémèse idiopatique. Elle est évidemment locale quand elle se reproduit à des époques semblables, ou chez des femmes mal réglées.

Prognostic. Il est généralement grave, mais il est moins fâcheux quand il est démontré que l'hémorrhagie est idiopathique ou supplémentaire de quelque autre hémorrhagie habituelle supprimée.

Autopsie. Quand l'hématémèse est idiopatique, on trouve la membrane muqueuse de l'estomac plus rouge que chez les autres cadavres ; quelquefois on ne rencontre rien. Quand elle est symptomatique , on trouve les lésions organiques qui l'ont produite.

Traitement. Dans le traitement de cette maladie, on se propose de remplir deux indications : 1°. suspendre ou modérer l'hémorrhagie quand elle a lieu ; 2°. prévenir son retour quand elle est suspendue. Le traitement doit varier suivant que l'hémorrhagie est active ou passive. Dans le premier cas, si le sujet qui est ordinairement pléthorique conserve de la chaleur à la peau , si le pouls est plein , il faut immédiatement faire une large saignée. Si le malade offre des conditions opposées, on cherche à réchauffer les extrémités refroidies avec des linges chauds ; on tâche d'obtenir une révulsion aux membres à l'aide de bains de pied sinapisés, des sinapismes ou de l'eau presque bouillante. Dans tous les cas, on prescrit des boissons froides et acidulées. Le malade boira très-peu à la fois et à des intervales de cinq à dix minutes. Si, malgré ces moyens, l'hémorrhagie persiste, on rend les boissons plus froides, plus acides ; l'imonade sulfurique, eau de riz ou le petit-lait acidulé avec l'eau de Rabel ou l'alun. On appliquera sur l'épigastre des compresses trempées dans l'oxycrat. On appliquera aussi avec avantage sur l'épigastre de la neige, ou une vessie remplie de glace, révulsifs aux extrémités, des ligatures. S'il survient une syncope, que la quantité de sang rejeté ne soit pas assez considérable pour l'expliquer, il faut examiner le pharynx, et voir si un caillot n'aurait pas produit l'asphyxie. Quand la tension du ventre, le son mat rendu par les percussions indiquent la présence d'une certaine quantité de sang dans les intestins, il faut en faciliter l'excrétion par des lavemens émoliens et laxatifs. Quand l'hématémèse est suspendue, on préviendra son retour en tenant pendant quelque temps le malade à une diète sévère; il gardera une position horizontale, et ne la quittera même pas pour uriner; il évitera toutes sortes de mouvemens. On recommande de hâter le travail quand l'hématémèse survient pendant l'accouchement. Quand on commencera à alimenter le malade, on choisira les substances les plus faciles à digérer. Quand l'hémorrhagie est symptomatique, c'est contre la maladie primitive qu'il faut diriger le traitement. Si une hémorrhagie était supprimée, on devrait la rappeler en appli-

quant des sangsues au voisinage de l'endroit,
siége de l'hémorrhagie supprimée. Le médecin devra défendre au malade de se livrer au
sommeil, toujours funeste immédiatement
après les vomissemens de sang.

OBSERVATIONS

sur l'hémorrhagie de l'estomac.

1re. OBSERVATION.

La nommée Françoise-Eulalie Clément, âgée
de vingt-cinq ans, brodeuse, demeurant rue
Saint-Denis, n°. 20, entra à l'hôpital Cochin
le 1er. septembre 1824. Cette jeune fille, d'un
tempérament nerveux, avait éprouvé depuis
trois ans des vomissemens de sang, mais en
petite quantité. Le 1er. septembre, à la suite
d'une grande frayeur, elle eut un étouffement,
puis des vomissemens de sang répétés. Les personnes qui amenèrent cette fille assurèrent
qu'elle avait au moins vomi deux à trois livres
de sang. La malade était pâle ; lèvres blanches,
syncopes fréquentes, dyspnée extrême. On la
coucha horizontalement ; et une demi-heure
après, bain de pieds fortement sinapisé, ap-
plication de glace sur l'épigastre, et pour bois-

son une dissolution de gomme arabique dans
de l'eau, édulcorée avec du sirop de grande
consoude. Le lendemain, jour où j'étais de
service, la sœur de garde, vint me chercher
pour secourir la malade, qui venait encore
de vomir du sang en grande abondance, et
qui éprouvait beaucoup de dyspnée. Le
pouls conservant encore assez de résistance, je
crus devoir saigner la malade, tant pour la
délivrer de son étouffement que pour prévenir
une autre hémorrhagie. Aussitôt après la saignée, la respiration devint facile ; je lui fis
ensuite appliquer des cataplasmes sinapisés aux
pieds, et lui fis boire quelques cuillerées d'eau
vinaigrée. Le troisième jour, soulagement mar-
qué. La malade resta huit jours à l'hôpital sans
vomir de sang, et sortit le neuvième bien
guérie.

IIe. OBSERVATION.

Je fus appelé, le 6 mars 1826, pour donner
des soins à madame Lapalu, boulangère au
Petit-Montrouge, près la barrière d'Enfer.
Cette femme, âgée de trente-cinq ans environ,
d'un tempérament excessivement bilieux, était
mal réglée depuis trois mois, lorsqu'à la suite
d'une violente colère elle vomit, à plusieurs

reprises, une grande quantité d'un sang noi-
râtre, demi-coagulé ; elle en rendit aussi par
les selles. Quand j'arrivai près de la malade ,
le pouls était petit, fréquent ; elle eut encore
un vomissement abondant en ma présence. Je
prescrivis la diète absolue , un bain de pieds
sinapisé ; je fis appliquer des compresses vinai-
grées sur l'épigastre, et prescrivis pour le soir
trente sangsues à la partie supérieure et interne des cuisses ; ayant pour but de rappeler
les règles supprimées, dont je regardais l'hématémèse comme supplémentaire. Le lendemain, en effet, les règles avaient reparu , l'hématémèse était arrêtée , et la malade fut réta-
blie huit jours après. Je fis continuer l'usage
des boissons acidulées avec l'eau de rabel pendant quelques jours, et fis diminuer la dose des
alimens.

IIIe. OBSERVATION.

Vers la fin du mois de mai 1827, sur les sept
heures du soir, on ramena chez lui , faubourg
Saint-Jacques, n°. 17, le nommé Gouyon,
maître carrier. Cet homme, d'un tempérament
sanguin, d'une taille élevée, âgé de soixante
ans, éprouvait depuis quelques mois des étour-
dissemens et des étouffemens pour lesquels je

ʜui avais prescrit une saignée du pied ; mais cet homme, soit à cause de ses grandes occupations, soit par crainte de la saignée, refusait depuis quinze jours de se soumettre à l'opération, lorsqu'il fut affecté d'une hémorrhagie foudroyante de l'estomac, avec quelques symptômes d'apoplexie. Cet homme vomit en quelques heures une quantité énorme d'un sang noir, épais et fétide. On appela un médecin, qui prescrivit des sangsues au siége. Le malade passa assez bien la nuit ; mais le lendemain matin, sur les huit heures, nouveaux vomissemens de sang, grande dyspnée. Sa femme, effrayée, ne trouvant aucun médecin, lui appliqua une si grande quantité de sangsues, tant sur les jambes que sur la poitrine, que dans tout autre cas moins effrayant je n'eus pu m'empêcher de rire en voyant un si grand nombre de sangsues sur le même individu. Il était alors neuf heures quand je fus appelé. Le malade était faible, il pouvait à peine prononcer quelques mots ; le pouls très-petit et fréquent ; il y avait des rapports, des hoquets à toute minute. Dans l'état où le malade se trouvait, je crus ne devoir prescrire que des applications froides sur l'estomac, les sangsues n'étant d'ailleurs pas encore tombées

A deux heures après midi, il y eut consultation entre le médecin ordinaire de la maison et moi : on prescrivit, tisane de gomme et un lavement laxatif. Le troisième jour, même traitement; le malade paraissait un peu mieux : mais, la nuit, le vomissement ayant reparu trois fois en six heures de temps, on m'appela trois fois. Le malade avait du délire ; soubresants dans les tendons, hoquets, dyspnée ; la face était rouge, animée, les pupilles dilatées, la bouche déviée du côté droit. Je saignai le malade; après la saignée, il y eut un peu de mieux. Mais le quatrième jour, à quatre heures du matin, déjections sanguinolentes, noirâtres, abondantes et très-fétides ; grand assoupissement. A dix heures du matin, nouvelle consultation entre M. Roussel, M. Husson, médecin en chef de l'Hôtel-Dieu, et moi. On prescrivit quelques sangsues derrière les oreilles, sinapismes ; mais le malade expira le même jour, sur les onze heures du matin.

FIN.